AF313471

LE
SOMNAMBULISME

DANS L'ANTIQUITÉ ET DE NOS JOURS

PAR

Mme COURBOULAY

SOMNAMBULE

PRIX : 50 Centimes

PARIS

EN VENTE CHEZ L'AUTEUR

20, RUE D'ARGOUT, 20

1876

Mme COURBOULAY

SOMNAMBULE

Guidé par son instinct, le plus petit animal sait pourvoir à sa conservation et se maintenir dans le degré de santé que son état comporte, si son existence est en péril; si la maladie survient, il trouve dans le milieu où il vit de quoi parer à ce danger ; il tombe toujours sur la médication qui lui convient. L'homme seul, avec son intelligence et sa raison, mène au milieu du monde animé une vie d'exception, d'incertitude et de tâtonnement qui devient plus ou moins nuisible à sa constitution. Lorsque celle-ci est menacée sérieusement, quand vient la maladie, il ne sait le plus souvent quoi faire ; il s'en va partout demandant des conseils, cherchant des remèdes; il se gorge de médicaments, s'épuise de saignées et meurt.

Les animaux, eux, guidés par la divine lumière de l'instinct, trouvent toujours à coup sûr dans la nature de quoi combattre leurs maladies. Le chat malade va de lui-même mâcher du *nepeta* et recouvre la santé. Le chien, abattu et souffrant, court mâcher la feuille du chiendent et y trouve un spécifique salutaire qui le sauve. Ainsi de tous les animaux, et cela sans qu'il soit besoin de leur faire un cours de pharmacie.

Dieu, ayant donné à la brute l'instinct nécessaire pour combattre les maladies, l'aurait-il refusé à l'homme ? Nullement. Une foule de somnambules, de médiums nous prouvent chaque jour le contraire. Les états particuliers dans lesquels se trouvent ces sensitifs au moment de leur voyance ne constituent rien autre que la faculté instinctive qui est le propre des animaux. C'est l'aptitude à cette lumière divine dont parle l'*Écriture, qui éclaire tout homme venant au monde*..

Mais cette lumière, nos habitudes, notre genre de vie, souvent notre éducation l'éteignent en nous. Nos sens dépravés par la corruption, les abus d'une civilisation fausse nous ôtent la faculté. Aux lumières infaillibles de l'instinct nous substituons les conjectures d'une raison dépourvue de son guide obligé : l'inspiration. Nous plaçons toujours au - dessus de ce guide précieux les erreurs de nos sens, nos préjugés, nos passions, une science souvent étroite, incomplète et erronée. Nous nous inclinons devant les oracles de cette science plus ou moins bien éclairée et inspirée et qui, sur le terrain des résultats, est toujours impuissante. Devant les plus grands médecins la guérison de la plupart des maladies chroniques échoue. Arrivent des enfants, de simples femmes, des hommes du peuple, somnambules, voyants, magnétiseurs, rebouteurs, uroscopes, thaumaturges : ils guérissent les pauvres malades abandonnés par toutes les lumières des hippocrates patentés.

Mais croyez-vous que les docteurs de la science en prennent leçon ? Au contraire.

Leur orgueil s'en irrite. Ils les accueillent par des injures, des persécutions de tous genres. La calomnie, l'insinuation mensongère, le plus souvent la négation effrontée circulent dans les nombreux journaux dont ils disposent. Bien plus, le pauvre guérisrisseur est l'objet de leurs poursuites. Ah ! tu te permets de guérir sans diplôme, toi, quand, moi, avec mon diplôme, je n'ai fait qu'envoyer mes malades à la mort ! Vite un procès, deux ou trois procès, pour exercice illégal de la médecine et pour avoir fait croire à un pouvoir imaginaire. A moi, salutaires amendes, douce prison, sainte répression, à la rescousse !

Oui, quoique prétende la médecine officielle ou patentée, il est des principes de guérison médicale à la portée des plus simples, et qui, à eux seuls, rendent ou rendaient d'innombrables services.

Nous le répétons : jamais à aucune époque on ne vit de médecins plus instruits qu'aujourd'hui et jamais, peut-être, on n'a vu moins guérir par eux les maladies dans les cas chroniques invétérés. Tandis que la chirurgie, l'hygiène, les sciences physiques

ont fait d'immenses progrès, la médecine officielle se
traîne encore dans de vieux errements qui lui font
fermer les yeux devant les faits, leurs enseignements.
Elle a repoussé le magnétisme, l'homœopathie, ces
découvertes bénies ; elle nie, elle méconnaît, elle in-
sulte la médecine thaumaturgique, malgré les mil-
lions de faits qu'elle a produits et une tradition non
interrompue, universelle, de plus de cinq mille ans.
Aujourd'hui la médecine officielle est demeurée une
science impuissante dans une foule de cas, abîme de
conjectures incertaines et contradictoires, se basant
sur des recettes empiriques, sur tout un arsenal de
drogues corrosives, de topiques irritants ou débili-
tants, consistant le plus souvent à chasser un poison
par l'ingestion ou l'application d'un autre poison, à
guérir un mal par l'introduction d'un autre. Elle a
rejeté avec un dédain superbe la thérapeutique des
simples, aussi ancienne que le monde, aussi salutaire
que peu périlleuse. Oubliant que l'art de guérir, dans
une foule de cas, est une affaire de tact, d'intuition,
d'inspiration naturelle ; que la science médicale con-
siste avant tout à aider le travail de la nature, à la
mettre à même de produire des crises salutaires, à
réveiller et à renforcer le principe de la vie chez les
malades, au moyen d'une action à la fois fluidique et
morale ; elle a rejeté le mesmerisme, la voyance
somnambulique, la médecine d'imagination. Elle a
fait plus : au lieu de prendre leçon des faits, elle les

a persécutés. Le nombre est grand de pauvres *rebouteurs, toucheurs, magnétiseurs, somnambules, voyants,
thaumaturges* qu'elle a fait poursuivre, traquer par
la justice, parce qu'ils s'étaient permis de guérir là
où elle était demeurée impuissante, parce qu'ils s'é-
taient permis de rappeler à la vie une foule de malades quand elle en envoyait par milliers au tombeau.
Les annales des tribunaux retentissent encore aujourd'hui d'un grand nombre de faits de ce genre.

Dans la plupart des pays étrangers, en Angleterre
et en Amérique notamment, il est permis au premier venu de traiter les malades ; on n'y a pris de
précautions que contre ceux qui prescriraient des
substances toxiques dangereuses. Dans ces pays, ce
n'est point la quantité ou la qualité des diplômes qui
établissent la confiance publique, mais la quantité
des guérisons obtenues et l'importance des obstacles
surmontés. L'absence de clientèle, de crédit, est la
seule punition que l'on inflige à ceux qui exercent
impuissamment la profession de guérir, quels que
soient leurs titres. — En France, c'est différent; il
vous est défendu de guérir, de soulager votre sem-
blable sans diplôme ; si vous le faites : condamnation
pour exercice illégal de la médecine ; si les moyens
que vous employez sont en dehors de ceux que la
science officielle admet, s'ils sont au-dessus de son
entendement : condamnation à la prison comme ayant
fait croire à un pouvoir imaginaire ; — vous êtes traité

d'escroc, quoique ayant obtenu des guérisons réelles ;
on n'écoute ni les faits, ni les témoignages ; — et
voyant des effets, on s'obstine à n'y reconnaître aucune cause ; l'homme qui a guéri, soulagé son sem-
blable, est noté d'infamie, malgré la reconnaissance,
les bons témoignages des intéressés. Voilà ce qui se
voit dans ce beau pays de France. Mais, bien plus,
on y voit aussi parfois des hommes nier l'existence
d'un agent curatif et en même temps réprimander pour
avoir usé de cet agent. Voir à ce sujet la sentence ren-
due par le tribunal de Douai, il y a une dizaine d'an-
nées.

Aussi, bien épineuse, bien difficile est la vie des
personnes qui, en France se reconnaissent les dons
curatifs du magnétisme ou de la voyance somnambulique et veulent les exercer pour le soulagement
de leur prochain. Que d'hostilités, d'attaques, de
persécutions de tous genres dans ce pays, depuis
l'époque où Mesmer y apporta les arcanes du merveilleux agent retrouvé par lui.

Nous disons retrouvé par Mesmer, car l'antiquité
avait parfaitement connu le magnétisme et la voyance
somnambulique et s'en était avantageusement servie.
Les inscriptions des bas-reliefs de l'Egypte, de l'Inde
en démontrent la preuve. On le voit aussi par l'Atha-
roaveda, le plus ancien livre de médecine qui existe.
La lecture des inscriptions cunéiformes de l'Assyrie,
de la Chaldée, dont nous possédons aujourd'hui le

secret, nous prouve que dès la plus haute antiquité les moyens moraux, spirituels ou fluidiques du magnétisme ont été pratiqués. L'auteur de cette brochure possède la peinture d'un vase étrusque de la plus haute antiquité qui n'est rien qu'une véritable scène de somnambulisme. Les anciens connaissaient la médecine des frictions ; ils savaient fort bien s'en servir et les plus grands esprits y avaient recours, comme le prouve la vie de Platon que nous a laissée Porphyre son disciple. Même chose a encore lieu aujourd'hui chez les sauvages, où de savants médecins de nos missions scientifiques ont trouvé des guérisons inattendues qu'ils n'avaient pu obtenir par leur science habituelle.

Les Grecs avaient foi dans la divination, l'inspiration, la vision obtenue dans les songes et ils s'en servaient généralement. On en était, disaient-ils, redevables à Apollon, lequel pour cette raison était regardé comme le dieu de la médecine, l'étant déjà celui de la danse, de la musique, etc. C'était lui, selon le témoignage de Diodore de Sicile (lib. V), « qui était l'inventeur de cette science médicale qui s'exerce par l'art de la divination et en vertu de laquelle les malades étaient autrefois guéris. » Aussi Hippocrate a-t-il pu dire de la médecine en général, « qu'elle était un don des dieux et qu'elle approchait de la divination. »

Les Grecs, dans beaucoup de cas de maladies incurables, allaient dormir dans les temples ou enceintes consacrées à Esculape et y recevaient des visions qui leur indiquaient les remèdes auxquels ils devaient avoir recours. Pareil usage existait en Egypte : de nombreux *ex voto* suspendus dans les temples et enceintes indiquaient les résultats obtenus. Les deux oracles en renom, notamment la pythie de Delphes, concouraient quelquefois aussi par leurs prescriptions inspirées au même but. Hippocrate, Alexandre de Tralles préconisèrent la médecine des frictions, l'effet parfois prodigieux des attouchements. Platon et Aristote avaient une grande confiance dans les révélations faites en songe et dans l'état extatique. « L'esprit, dans l'extase, dit ce dernier, va au-devant des causes et des effets, en saisit l'ensemble avec une grande vitesse et le confie à l'imagination pour en retirer le résultat futur. »

Ou allait aussi dormir dans les temples de l'Egypte, comme en Grèce dans ceux d'Esculape, et d'un côté comme de l'autre, on inscrivait sur des tablettes la nature dela maladie et le genre de remèdes qui avaient servi à guérir. C'est ainsi qu'est née la thérapeutique. Mais les pharmaciens modernes pour la plupart ignorent ces choses et n'en sont pas plus respectueux et déférents devant la voyance somnambulique à laquelle nous les devons.

Origène confirme la vérité des miracles spirituels obtenus chez les païens de son temps, « Ils les attribuaient, dit-il, à Esculape. » « Les guérisons opérées en songe par Esculape, dit-il, existent dans toute leur réalité. Le temple de ce dieu est constamment plein de Grecs, de Barbares qui tous attestent avoir vu le dieu, non pas en apparence, mais *lui-même* en réalité, et marquant sa présence par ses oracles et par les guérisons qu'il procure. » Voilà ce que dit Origène dans son ouvrage *Contre Celse.*

Le dieu qui prenait ainsi corps était selon toute apparence un esprit, soit l'esprit topique des lieux consacrés où on l'invoquait, soit l'ange ou esprit familier du malade, et cela par une solidification apparente et momentanée de son corps fluidique sous l'empire de lois et conditions que la science spiritualiste est parvenue à expliquer.

Jomblique, peu de temps après Origène, établit que le temple d'Esculape produisait toujours des oracles et des guérisons par les songes. Il soutint que c'est à des songes de cette nature que la médecine doit son origine. Il rappela que l'armée d'Alexandre étant à la veille de périr par l'effet d'une maladie cruelle, elle échappa au danger en se conformant aux remèdes qui lui furent prescrits en songe par le dieu Bacchus. Beaucoup de choses semblables, dit-il, se font tous les jours, qui paraissent au-dessus de la raison humaine. (*De Mysteriis.*)

Les druides, médecins en même temps que juges, avaient recours aux mêmes moyens spirituels de guérison que les prêtres grecs, égyptiens, chaldéens et mages. Les druidesses étaient leurs somnambules et plusieurs sont devenues célèbres. Les montagnards d'Ecosse, qui ne peuvent que rarement recourir aux médecins et aux chirurgiens, opèrent encore tous les jours des cures aussi promptes que surprenantes par des moyens divers qui ne sont qu'un reste des anciennes pratiques ou cérémonies magiques des druides.

Mais c'en est assez ici pour montrer que les moyens auxquels a recours le magnétisme moderne sont aussi anciens que le monde, qu'ils sont dans la nature et ont pour eux la tradition invincible et les témoignages des plus grands esprits.

Ces moyens, de nos jours, ont été méconnus, calomniés, persécutés, il est vrai. Ils sont toujours en butte à de puissantes préventions, l'objet d'entraves de tout genre. Mais, malgré cela, ils font leur chemin dans le monde. Car il est de l'essence de la vérité de briser tous les obstacles et de finir par triompher.

Entre gens de bonne foi que l'expérience, une étude longue et suivie ont convaincus, il n'est plus question de nier le magnétisme et ses effets divers, mais seulement d'en condamner l'abus, l'usage ignorant, l'exploitation mensongère, et si la science officielle, comme c'était son devoir, eût reconnu, étudié et consacré cet agent aussi merveilleux que puissant, elle se fut donné le droit de le surveiller, de le raisonner, de le discerner. Mais peut-on surveiller, raisonner, discerner une chose à laquelle on ne croit pas. On condamne, on étouffe en bloc les opérations du magnétisme, qu'elles soient bonnes ou mauvaises, fausses ou vraies : c'est bien plus tôt fait.

De là la nécessité au magnétisme de n'exister qu'à l'état de science privée, domaine de l'initiation occulte, ne recevant ses encouragements que d'adeptes convaincus. Mais grâce à de bons et courageux esprits, hommes purs et persévérants, revêtus de la considération publique, le marquis de Puységur, Deleuse, baron de Cuyilers et autres, la vraie science et discernement du magnétisme s'est faite.

On connaît aujourd'hui dans quelles conditions il doit fonctionner comme agent thérapeutique et, quant au somnambulisme, la partie la plus merveilleuse et la plus délicate, on en a ramené l'emploi judicieux et fécond à des règles certaines.

Ces règles ont en vue : 1° D'éviter l'écueil des fous, des somnambules qui, dans une pensée de lucre, simulent un sommeil qu'elles n'ont pas ;

2° D'apprendre à discerner quand la somnambule est réellement lucide, car la lucidité a ses intermittences ;

3° De prémunir les questionneurs contre ce qu'on appelle la soustraction de pensée, phénomène remarquable qui séduit beaucoup d'entre eux, étonnés de voir ainsi deviner leur pensée, et qui ne réfléchissent pas que cette faculté psychique, toute remarquable qu'elle est, n'apprend rien qui soit nouveau et utile à leurs investigations.

Nous avons beaucoup expérimenté le magnétisme ; nous avons connu la plupart des voyantes de Paris. Parmi celles qui nous ont donné de bons et concluants résultats est Mme Courboulay.

Qui est Mme Courboulay ?

Voici son histoire :

Elle est née, il y a près de 40 ans, dans l'ouest de la France, dans un pays où autrefois le druidisme était tout-puissant et où existent encore beaucoup de femmes et jeunes filles douées de la faculté de la seconde vue.

Quoique d'une organisation heureusement douée, de bonne heure, elle devint voyante remarquable, ce qui n'est souvent que le lot des constitutions maladives. Jeune fille, elle avait de longues extases, pendant lesquelles, les yeux ouverts, immobiles, le corps cataleptisé, elle devinait, prophétisait. Cet état anormal inquiétant ses parents, ils l'envoyèrent à Paris. Elle fut traitée et guérie par le docteur Dumée, qui développa chez elle une faculté somnambulique réglée. Elle se voua dès lors à l'état de voyante. Elle eut pour magnétiseur un habile et puissant praticien bien connu, M. Ricard ; le spirituel M. Jobard, directeur du Musée de l'industrie de Bruxelles, se plut pendant longtemps à faire avec elle de précieuses études expérimentales. Son mari ensuite la magnétisa. Aujourd'hui, le plus souvent, elle s'endort au moyen d'une pierre précieuse magnétisée.

Ce qui nous a frappé, lorsque nous la connûmes, c'est la promptitude instantanée de son sommeil, la spontanéité de sa voyance. Différente en cela de beaucoup de somnambules qui ne parlent que longtemps après avoir été mises en communication avec vous, vous laissant supposer ou qu'elles ont arraché vos secrets, par la multiplicité des questions, ou qu'elles ont soustrait tacitement votre pensée ; différente de ces somnambules, elle voit la chose cherchée, la découvre, l'indique, l'éclaircit d'un trait. Elle va toujours droit au but, sans circonlocution. Il faut alors se hâter de recueillir, bien noter ce qu'elle dit, car plus la séance se prolonge, plus la première lucidité s'éloigne. Il est inutile alors de s'obstiner à la faire parler. Elle est franche, ne veut point tromper, et afin de se débarrasser des obsessions d'un questionneur obstiné, elle lui dit : Eveillez-moi ! Il faut le faire alors, se réservant de recommencer une autre fois.

Si toutes les somnambules étaient comme elle et si les visiteurs avaient la sagesse de ne point prolonger outre mesure leurs entretiens, il arriverait que bien souvent on n'aurait point à accuser la lucidité somnambulique. S'il en est autrement, c'est parfois la faute de l'inexpérience des uns et des mauvaises habitudes de procéder des autres.

Mme Courboulay a rendu, comme somnambule, d'innombrables services. Le nombre est grand d'esprits en peine qu'elle a consolés, de cœurs qu'elle a raccommodés, de ménages où elle a ramené la concorde. Le nombre est grand d'objets perdus qu'elle a fait retrouver, de procès qu'elle a mis sur la bonne voie du succès, de dangers qu'elle a fait éviter, de maladies qu'elle a guéries par des moyens bien simples contrôlés par son médecin assistant.

Plusieurs fois elle fit retrouver les cadavres de personnes assassinées et mit la justice sur là trace des coupables. Nous avons vu sur ces faits une lettre émanée d'un des procureurs d'un département du centre de la France; mais on comprendra les motifs qui nous empêchent de mettre ici à découvert le nom et la résidence d'un membre de cette magistrature française, qui est d'habitude si peu croyante et favorable à l'endroit du magnétisme.

Une trentaine de lettres prises parmi tant d'autres sont là sous nos yeux, signées et datées par des personnes honorables de Paris, de la province, de l'étranger, qui attestent avoir eu recours à la lucidité de Mme Courboulay et en avoir obtenu de bons effets.

Voici une de ces lettres : elle émane d'une mère à qui on avait volé sa fille :

Paris, 20 novembre 1857.

Madame Courboulay,

Le bonheur que j'éprouve d'avoir, grâce à votre lucidité, pu retrouver ma fille qui m'avait été volée en 1849, me fait un doux devoir de vous en témoigner ma reconnaissance, afin que ceux qui voudraient mettre en doute ce fait extraordinaire soient confondus devant cette attestation que je suis heureuse de vous donner.

Toute à vous.

Veuve P.

En voici une autre :

Paris, 4 mars 1875.

En 1847 j'ai assisté à une séance de magnétisme chez M. D..., à Mayenne, et j'ai vu opérer Mme Courboulay. Elle a donné en ma présence des preuves de somnambulisme d'une grande lucidité. Ainsi, par exemple, elle faisait, d'une pièce dans une autre pièce, des recherches à propos d'objets indiqués mentalement par l'opérateur. On l'envoya chercher, dans une pièce non éclairée et à un étage supérieur, un flambeau qu'elle rapporta, quoique l'opérateur n'eut point désigné ce flambeau autrement que par la pensée.

Une autre fois elle n'obéit pas à l'ordre de son magnétiseur et elle en donna pour raison que c'était parce qu'elle voyait le D^r X, un incrédule, qui s'apprêtait à sonner à la porte pour entrer. A peine avait-elle dit cela que la sonnette retentissait. Après l'entrée du docteur, elle lui dit quelques vérités complétement ignorées des autres personnes présentes.

Dans une autre maison de Mayenne, j'ai été témoin de faits également extraordinaires, mais dont le détail serait trop long. Mme Courboulay a aussi indiqué des maladies internes que nul ne pouvait découvrir et qu'elle a parfaitement guéries.

Depuis dix ans, je l'ai constamment consultée à diverses occasions et je l'ai toujours trouvée parfaitement lucide, et le 1er mars de cette année j'en ai eu une preuve des plus convaincantes au sujet d'un malade pour lequel j'ai été la consulter, ne lui portant rien autre qu'un foulard que le malade avait touché. Il avait dans la tête des douleurs névralgiques. Dès que la somnambule fut endormie elle a éprouvé les mêmes douleurs que le malade et en même temps autre chose que le malade seul connaissait et dont il ne s'était pas plaint, mais qu'il a reconnu depuis être exact.

Je certifie la vérité de tous ces faits et j'en pourrais citer beaucoup d'autres dont le souvenir m'échappe pour le moment.

Th. Du H.

Mais reproduisons encore d'autres lettres :

Saint-L... (Eure), ce 1er août 1871.

Madame Courboulay,

A mon retour j'ai fait part de mon voyage à mes parents. Ils ont exécuté ce que vous m'avez dit, en interrogeant la petite fille indiquée par vous. Elle a avoué que c'était bien elle qui avait pris l'argent. . . . .

Dieppe, le 13 avril 1869.

Madame,

On a plaidé lundi dernier pour mon procès. Tout s'est parfaitement passé comme vous me l'avez dit, etc.

Aussi combien je vous remercie.

T. D.

Paris, le 12 août 1866.

Madame,

J'ai eu le bonheur de vous consulter et je ne puis que me louer de votre lucidité. Sur quatre somnambules que j'ai consultées, vous êtes la seule qui ait été dans le vrai. Vous m'avez mis sur la trace de ce que je voulais savoir et vous m'avez aidé à découvrir les coupables.

A bientôt pour une autre consultation.

N..., rue Béranger.

Paris, rue Cherche-Midi.

Votre prédiction s'est accomplie; j'ai le premier grand prix de Rome que vous m'aviez annoncé.

La G.

Dieppe, ce 2 août 1871.

Madame,

Je vous remercie de votre bonne lettre qui me donne le courage de continuer à m'occuper de ma santé et de mes tristes préoccupations qui sont loin de finir. D'après la lettre de mon avoué, il lui faudrait des renseignements que je ne crois pas pouvoir lui donner, n'ayant pas été au courant des affaires de mon mari. J'espère, Madame, que vous allez encore une fois me tirer d'embarras.

Recevez mes remerciements pour votre bonne consultation et de tout ce que vous voulez bien faire pour moi.

Votre toute dévouée et reconnaissante,

F. G.

Surry Lodge, Briston-hill, 18 octobre 1864.

Ma chère madame,

Ce n'est pas la volonté mais bien le pouvoir qui m'a empêchée d'aller vous trouver avant mon départ pour Londres. Mais je ne vous ai pas oubliée. Vous m'avez si bien dit la vérité des choses qui me concernaient particulièrement que je me suis décidée à vous écrire aujourd'hui pour avoir de vous une seconde consultation. Si vous étiez si bien en Angleterre qu'à Paris, j'irais directement chez vous. Vous m'avez parlé la dernière fois d'un voyage, je l'ai fait et j'ai revu ma mère comme vous me l'avez dit. Vous m'avez parlé d'une maladie. C'est vrai. Existe-t-elle encore, etc.

Je vous assure que ma reconnaissance sera aussi entière qu'il me sera possible de le prouver.

V. F.

Ribemont (Aisne), ce 25 novembre 1875.

Madame,

Je vous envoie dans cette lettre une mêche de cheveux pour avoir quelques détails sur ma santé. J'ai déjà eu plusieurs fois recours à vous avec succès. Je préfère vous écrire plutôt que de consulter encore un médecin.

D.....

Origny... (Aisne), ce 17 octobre 1867.

Madame Courboulay,

J'ai déjà été vous consulter lorsque j'étais à Paris. Ayant été satisfaite, je viens réclamer de vous une séance. Veuillez me dire quand vous pourrez me l'accorder.

A. L.

Leipzig (Saxe), ce 10 mai 1861.

Madame,

Vos prédictions se sont accomplies si bien que je suis pleine de confiance en vos paroles. J'ai bien réussi en Allemagne comme vous me l'avez annoncé. Aussi vous ai-je envoyé des personnes de ma connaissance pour vous consulter. Je vous envoie quelques questions. Veuillez y répondre et soyez assurée de ma reconnaissance.

Bien à vous,

En.

Dieppe, ce 7 juillet 1869.

Madame,

Je viens, par ces quelques lignes, me rappeler à votre bon souvenir, ayant toujours été satisfaite de vos réponses.

Comptant, madame, que vous daignerez me répondre le plus tôt possible, j'ai l'honneur d'être votre toute dévouée,

Mad. T.

Les lettres qui précèdent et auxquelles, nous le répétons, nous en aurions pu ajouter bien d'autres, si les limites de cette petite brochure nous l'avaient permis, sont suffisantes pour montrer les services que madame Courboulay a rendus. Si nous n'indiquons pas les noms en toutes lettres avec le numéro du domicile des personnes, c'est par suite d'une discrétion qu'on appréciera. La lucidité somnambulique est une chose encore si peu connue et admise et sur laquelle les sarcasmes, les moqueries se sont tant exercées, qu'il ne plaît pas à tout le monde de passer pour y avoir recours. Mais le ton des lettres annonce qu'elles sont réelles et sincères. Il faut que les personnes qui les ont écrites aient été fortement impressionnées des bons effets de leurs consultations pour les avoir adressées : car nous avons remarqué que, souvent les gens qui ont recours au magnétisme le font comme en cachette, n'osent l'avouer devant le monde, et lorsqu'ils en obtiennent de bons effets, ne veulent pas en convenir, afin de se dérober à la reconnaissance.

Ce qui fait que la profession de somnambule, mal vue de la justice, très-souvent attaquée, vilipendée, est une profession pénible, ingrate à tous les points de vue. La pauvre voyante qui dispense à tout venant les dons de sa lucidité vit dans des angoisses continuelles, sent sa santé s'altérer, et n'a souvent pour sa vieillesse que la pauvreté, l'abandon.

C'est une raison pour que les hommes convaincus élèvent la voix pour les défendre et publier leurs services. C'est ce que nous avons fait ici pour madame Courboulay. Puisse le nombre de ses obligés s'accroître et puisse-t-elle échapper aux inconvénients que nous venons de signaler, ce sera une justice qui remplira de joie le cœur de ses amis.

UN MAGNETISEUR CONVAINCU.

ARGENTEUIL. — IMPRIMERIE P. WORMS.

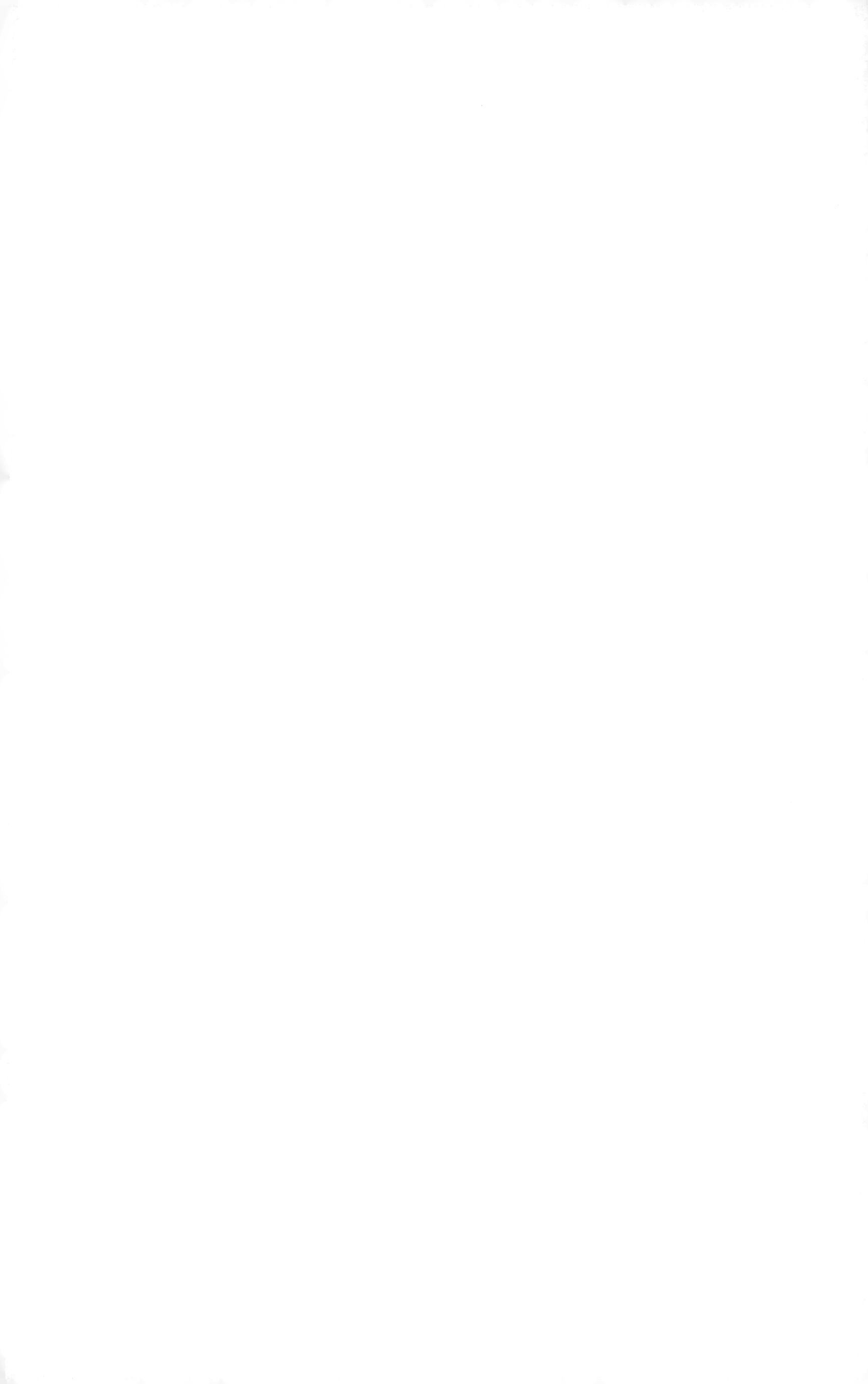